AF611336

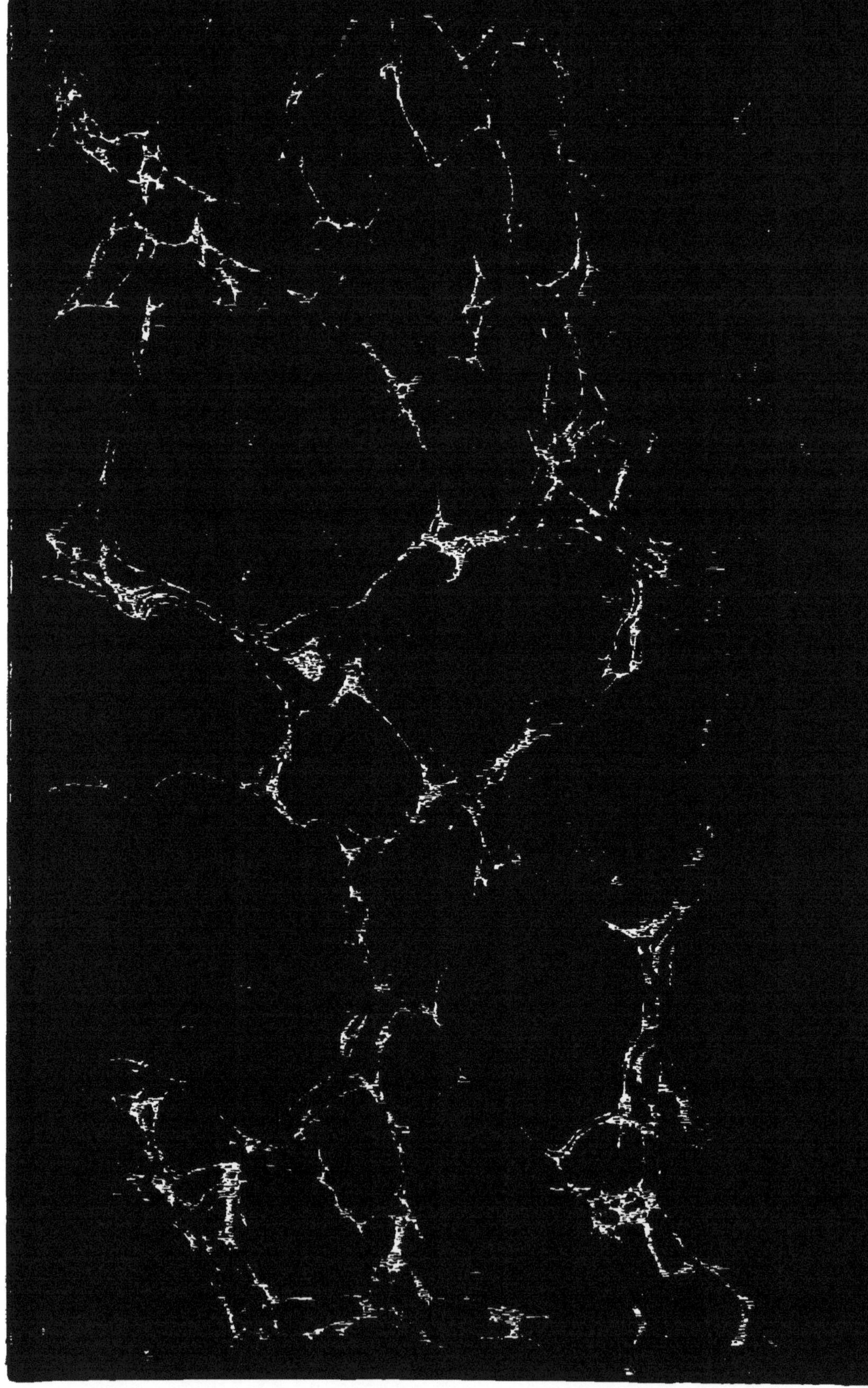

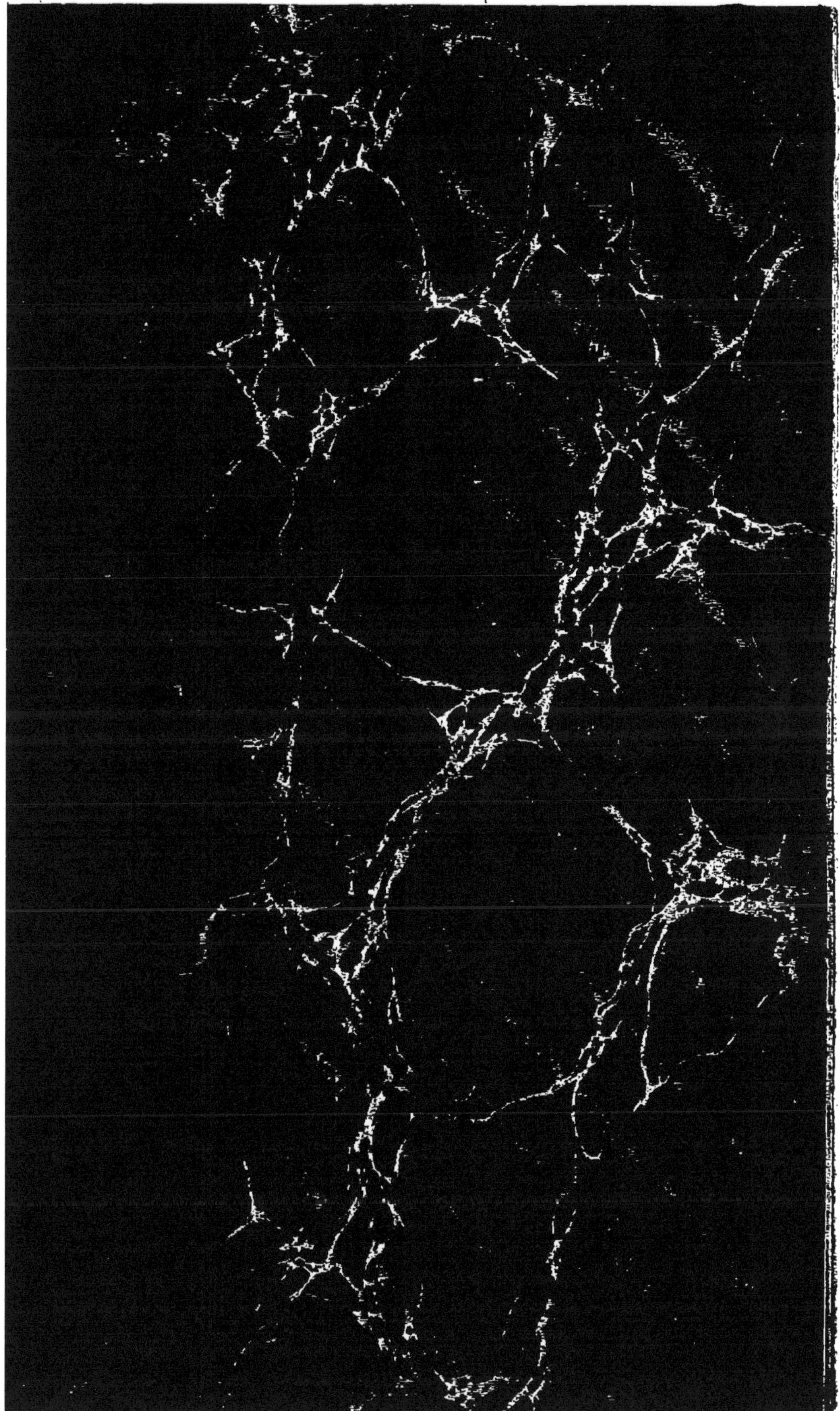

OGRAPHIE

PAR

Dr C. CA

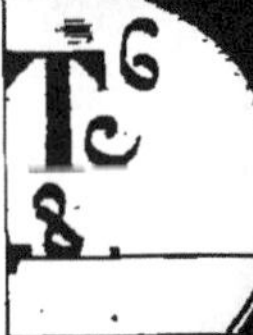

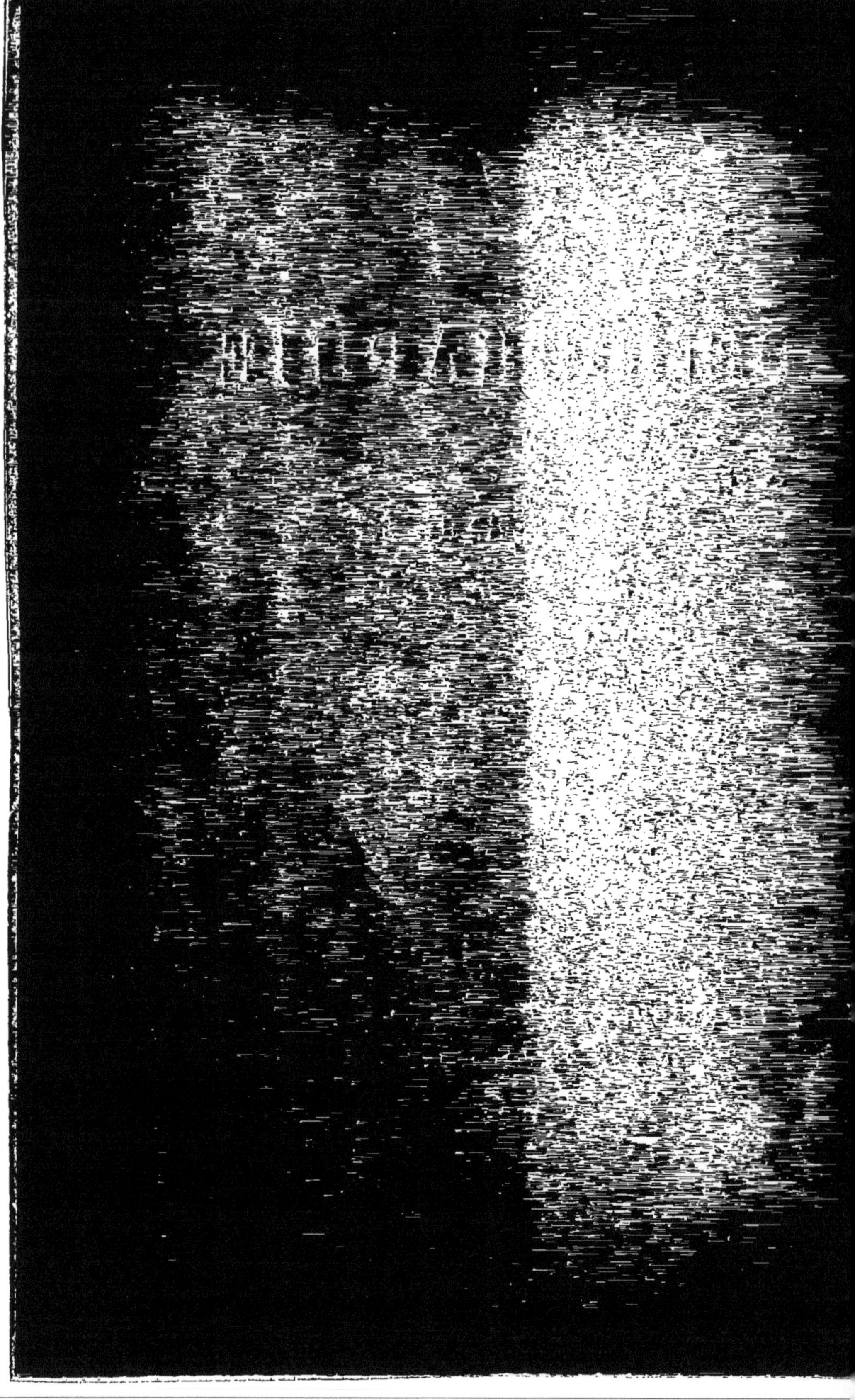

DÉMOGRAPHIE

ÉVREUX

DÉMOGRAPHIE

PAR

LE Dr G. CARLIER

Médecin-major de l'Armée
Lauréat de l'Académie de médecine et de l'Institut
Membre et lauréat de la Société d'Anthropologie
Officier d'Académie

EVREUX
IMPRIMERIE DE CHARLES HÉRISSEY
4, RUE DE LA BANQUE, 4

1894

ERRATA

Pages.	Lignes.	
4,	20.	*Au lieu de :* 1772 en 1789; *lire :* 7772 en 1789.
8,	2.	*Au lieu de :* Pour 1000 habitants, la population exacte; *lire :* Pour 1000 habitants, la proportion exacte.
12,	20.	*Au lieu de :* Population par culte. — En 1892; *lire :* Population par culte. — En 1882.
42,	1.	*Au lieu de :* 3° Mortalité; *lire :* 4° De la mortalité.
57,	1.	*Au lieu de :* A Évreux, l'influence de l'état civil des enfants sur leur mortalité; *lire :* Sur la mortalité.
61,	13.	*Au lieu de :* La formule adoptée pour les calculs est celle qui a été recommandée aux congrès; *lire :* au congrès.

AVANT-PROPOS

Pendant les deux années que nous avons passées à Évreux, de septembre 1890 à septembre 1892, comme médecin-major de la portion centrale du régiment d'infanterie détaché dans cette garnison, nous nous sommes efforcé de contribuer, pour notre part, à l'édification de cette histoire nosographique de la France entreprise en ces derniers temps simultanément un peu partout, dans des centres distincts, plus ou moins éloignés, et sous les auspices de la Société de médecine publique, des bureaux d'hygiène et de plusieurs hygiénistes éminents.

L'exposé de ces recherches, poursuivies dans le but indiqué, sur *la ville d'Évreux, son climat, son hygiène, ses maladies*, accompagné de nombreux tableaux de chiffres et de courbes graphiques, formait primitivement les six chapitres d'un mémoire que nous adressions en même temps, en juillet 1892, à M. le ministre de la guerre, et, pour le concours de la médaille d'or du service des épidémies, à l'Académie de médecine.

Pour des motifs d'ordre matériel, notamment en raison de ses dimensions, ce travail n'a pu être publié que par monographies séparées, successivement réparties entre les *Archives de médecine militaire*, la *Normandie médicale*, les *Annales d'hygiène publique et de méde-*

cine légale, la *Société d'anthropologie* de Paris.

Le chapitre « *Démographie* », jusqu'à présent resté inédit, a paru le complément nécessaire de l'étude commencée ; c'est uniquement à ce titre qu'il est à son tour publié, après avoir subi des réductions considérables et avoir été privé des tableaux qui facilitaient la lecture du texte primitif.

Voici d'ailleurs le plan suivi dans le travail d'ensemble, dont il faisait initialement et reste partie intégrante :

Chapitre Ier. — Situation, aspect général du pays. — Historique. — Constitution géologique du sol. — Hydrographie. — Productions, flore et faune. (Voir *Archives de Médecine militaire;* Topographie médicale d'Evreux.)

Chapitre II. **Le climat.** — 1° *Température.* Température moyenne annuelle ; températures saisonnières ; températures mensuelles ; à trois moments de la journée. — Répartition des journées chaudes et des journées froides. — Températures extrêmes. — Variations diurnes d'un jour à l'autre. — 2° *Pression atmosphérique.* Moyennes annuelles et mensuelles. — Maximum, minimum absolus. — Comparaison de la courbe barométrique et thermométrique. — Variations saisonnières des écarts entre le maximum et le minimum de la pression. — 3° *Humidité.* Etat hygrométrique, ses rapports avec la température. — Aspect du ciel; nuages, brouillards, brumes. — Pluie; quantité de pluie tombée et nombre de journées pluvieuses. — Neige. — 4° *Vents* dominants. — 5° *Electricité atmosphérique.* Eclairs tonnerre, orages. — Grêle. — 6° *Pureté de l'air.* Nécessité de recherches à ce sujet. (Voir *Normandie médicale :* Le climat en Normandie.)

Chapitre III. **Les conditions hygiéniques.** — Faible densité de la population spécifique. *Les habitations.* Maisons et appartements. Nombre. Composition des ménages. — Causes d'insalubrité. Voisinage de la rivière; humidité; émanations nocives. — *Eau potable.* Nappe souterraine. Service public. — Analyses chimiques et bactériologiques. Captage, débit, pression, canalisation. — Les *puits.* Contamination facile. — La *rivière;* sa souillure; le tout-à-l'Iton, et ses conséquences. — Irrigation des prairies. — Curage de l'Iton; comment il est pratiqué, ses dangers. — Les *égouts.* Insuffisance; défaut de pente; non étanchéité; émanations putrides. — Les *latrines.* Evacuation par l'Iton; fosses fixes, fosses à fond perdu, fosses étanches. — Système de vidanges. — Les *puisards*. — La *voie publique*. — Pavage; ordures ménagères; caniveaux sous trottoirs. — Le *cimetière*. Situation, exposition, constitution du terrain. — Les *établissements insalubres*. Usines. — Abattoirs. — Dépôts d'immondices, d'ordures ménagères. — Dépotoirs. — La *prophylaxie des maladies contagieuses*. Déclaration obligatoire; bureau d'hygiène; isolement des contagieux ; désinfection. Vaccination. — L'hygiène de quelques *collectivités* : casernes, hôpital. (Voir *Annales d'hygiène publique* : l'hygiène dans les petites villes. En outre, *Archives de Médecine militaire*, op. cit.)

Chapitre IV. **Les habitants**. — 1° Résultats du dernier démembrement. — Population par catégories. — 2° Caractères anthropologiques. — Taille, d'après les résultats constatés chez les conscrits de 1872 à 1892. — Indice céphalique, couleur des yeux et des cheveux, forme du nez, forme de la face, infirmités ethniques. — Voir *Société d'Anthropologie*, séance du 6 juillet 1893, communication sur les conscrits des cantons d'Evreux.

Chapitre V. **Le mouvement de la population**. — Mariages. — Divorces. — Naissances. — Décès. — Causes des décès. — Excédent des décès sur les naissances.

Chapitre VI. **Les maladies**. — 1° Documents qui permettent d'être fixé sur la *nature* et le *degré de fréquence* des maladies dominantes. — Maladies occasionnant le plus grand nombre de décès. — ***Morbidité*** comparée des civils et des militaires, d'après le mouvement des malades à l'hôpital d'Evreux. — Morbidité annuelle, morbidité saisonnière et mensuelle. — Journées de traitement. — Durée moyenne du séjour à l'hôpital, causes de la différence observée sous ce rapport dans les services civils et militaires. — 2° ***Maladies dominantes.*** Fréquence des maladies générales. Affections communes chez les militaires, chez les civils. — Maladies vénériennes. — Prostitution. — Grippe, épidémies de 1889-90, de 1890-91 et de décembre 1891. (Voir *Normandie médicale*, 1892.) — Fièvre typhoïde, morbidité et mortalité annuelles ; épidémie de 1891-92, ses causes. — Variole. — Rougeole. — Scarlatine. Oreillons. — Erysipèle. — Diphtérie. — Paludisme. — Choléra. — Tuberculose. — Morve et farcin. — Charbon. — Rage. — Rhumatisme. — Goitre. — Bronchites. — Pneumonie, bronchopneumonie, pleurésie. — Fréquence de la carie dentaire, ses causes. (Voir pour tout ce chapitre, à l'exception de ce qui concerne la grippe, les *Archives de Médecine militaire*, op. cit.)

DÉMOGRAPHIE

Le procédé le plus exact, le seul procédé, pourrions-nous dire, pour mesurer la salubrité d'une agglomération, c'est la constatation de sa mortalité moyenne pendant un certain nombre d'années. Tel est pour Evreux le moyen auquel nous avons eu recours, en nous basant, pour arriver à la détermination du taux moyen de la mortalité, sur une période d'observation dc onze années consécutives, écoulées de 1881 à 1891 inclusivement.

Toutefois, en raison de l'influence indéniable que le sexe, l'âge, l'état-civil des individus sont capables d'exercer sur la production des décès, il nous a semblé indispensable de faire précéder l'exposé des résultats ainsi acquis de considérations : 1° sur la population ébroïcienne envisagée d'abord en bloc, puis par catégories ; 2° sur la nuptialité ; 3° sur la natalité dans cette même population. Toute étude sur la mortalité d'une collectivité quelconque exige, en effet, au préalable, la connaissance numérique des divers éléments qui la composent.

1° De la population.

D'après les documents officiels, la *population totale* d'Evreux s'élevait le 12 avril 1891, date du dernier recensement général de la population en France, à 17,270 habitants, soit 16,711 pour la *population résidente* et 559 pour la *population accidentelle*. Les *résidents présents* étaient au nombre de 13,619, les *résidents absents* ne dépassaient pas le chiffre de 321.

Quant à la *population comptée à part*

(casernes, écoles, prison, etc.), elle se trouvait représentée par 3,092 individus.

Lors du dénombrement précédent, la ville possédait 17,146 habitants ; il n'y avait donc eu entre les deux derniers recensements (1886-1891) qu'une augmentation insignifiante (136 habitants). Pendant les périodes antérieures, notamment depuis 1872, l'accroissement de la population avait été beaucoup plus sensible, comme on le verra plus loin. Disons de suite que l'augmentation progressive de la population ébroïcienne ne peut en aucune façon être considérée comme normale : elle ne résulte pas d'un excédent des naissances sur les décès, car c'est le phénomène inverse qui se produit. On doit, selon nous, uniquement attribuer cet accroissement à l'immigration. L'attraction d'un centre relativement important et d'un séjour agréable paraît être la principale cause déterminante de l'émigration ruri-urbaine. A la suite de la guerre franco-allemande, ce fut surtout la classe laborieuse, spécialement celle d'Alsace-Lorraine, qui contribua le plus activement à renforcer la population d'Evreux. La filature et le tissage de la laine et du coton profitaient alors d'une situation exceptionnellement florissante, tandis que les usines chômaient dans les pays annexés. Ce genre d'immigration n'a pas tardé naturellement à se ralentir ; les derniers résultats du dénombrement ne laissent aucun doute à cet égard ; nous n'avons pas à insister sur ce point.

Quoi qu'il en soit, depuis le premier recensement officiel de 1789, la population totale d'Evreux n'a pas cessé de s'accroître : en un siècle l'importance de la ville a augmenté du simple au double et même au triple, ou presque.

De 1772 en 1789 le chiffre de ses habitants s'est successivement élevé à 8,426 en 1801 ; 9,072 en 1809 ; 9,238 en 1811 ; 9,176 en 1816 ; 9,729 en 1821 ; 9,946 en 1826 ; 10,287 en 1836 ; 11,802 en 1846; 12,265 en 1861; 12,320 en 1866; 13,350 en 1872; 15,770 en 1876; 16,770 en 1881; 17,146 en 1886, et 17,270 en 1891.

La population municipale, de son côté, a subi un notable accroissement, si l'on en juge d'après les chiffres suivants : en 1846, elle était de 10,974; en 1861, de 10,907; en 1866, de 10,950; en 1872, de 11,668; en 1876, de 12,560; en 1886, de 13,471, et en 1891, de 13,840.

Population par sexe et par âge. — Le sexe masculin, dans l'ensemble de la France, est légèrement inférieur en nombre au sexe féminin ; il n'en est pas ainsi à Evreux, par suite de l'appoint sensible que les militaires apportent aux habitants dans la production du chiffre total de la population recensée. Aussi, comme la garnison a subi une certaine réduction en ces dernières années, la différence observée en faveur du sexe masculin tend à s'atténuer ; c'est du moins ce qui résulte de l'examen des chiffres ci-après, fournis par les documents provenant des dénombrements de 1881, 1886 et 1891.

Sexe masculin; nombre absolu d'individus: 8,580; 9,225; 9,094; — pour 100 individus des deux sexes: 54.4; 53.8; 52.6.

Sexe féminin; nombre absolu d'individus: 7,190; 7,921; 8,176; — pour 100 individus des deux sexes: 45.6; 46.2; 47.3.

La proportion relative des individus de chaque sexe, considérés isolément par âge, montre que la prédominance du sexe masculin n'est pas constante à tous les âges. De 0 à 1 an, en effet, les filles l'emportent sur les garçons; de 1 à 35 ans, par contre, les hommes sont plus nombreux que les femmes; mais à partir de 35 ans, celles-ci ne cessent pas d'être constamment en majorité. Leur supériorité numérique croît d'une manière générale avec l'âge jusqu'à 90 ans.

Voici quelle est, aux différents âges, la proportion des sujets appartenant au sexe masculin pour 1,000 habitants : de 0 à 1 an, 49.7; de 1 à 5 ans, 51.0; de 5 à 15 ans, 53.3 ; de 15 à 20 ans, 56.5 ; de 20 à 25 ans, 67.5; de 25 à 30 ans, 56.3; de 30 à 35 ans, 50.4; de 35 à 40 ans, 49.4; de 40 à 50 ans, 49.2 ; de 50 à 60 ans, 46.3; de 60 à 70 ans, 46.4; de 70 à 80 ans, 39.2; de 80 à 90 ans, 32.7 ; de 90 à 100 ans, 46.6.

Si l'on envisage le groupement par âge des individus des deux sexes, on remarque que les adultes, c'est-à-dire les sujets de 25 à 60 ans, prédominent; les adolescents viennent en deuxième ligne; les enfants ensuite ; puis, en dernier lieu, les vieillards.

Dans le sexe féminin on compte beaucoup plus d'individus âgés de 60 ans et au-dessus (151.1 p. 1,000) que dans le sexe masculin (103.8 p. 1,000). Parmi les enfants, ceux qui sont âgés de 5 à 15 ans (seconde enfance) sont en grande majorité. Au reste, pour chaque sexe et pour 1,000 habitants, la population exacte des individus des différentes catégories doit, d'après nos évaluations, être représentée comme il suit :

Sexe masculin

Enfants de	0 à 1 an......	11.8
	1 à 5 ans.....	16.7
	5 à 15 ans.....	138.7
Adolescents,	15 à 25 ans.....	261.4
Adultes,	25 à 60 ans.....	440.7
Vieillards,	60 ans et au-dessus	103.8

Sexe féminin

Enfants de	0 à 1 an......	13.5
	1 à 5 ans.....	43.6
	5 à 15 ans.....	134.8
Adolescents,	15 à 25 ans.....	170.7
Adultes,	25 à 60 ans.....	483.2
Vieillards,	60 ans et au-dessus	151.1

Population par état civil. — Sexe masculin : célibataires, 593.9 p. 1000 ; mariés, 358.3 ; veufs, 44.8 ; divorcés, 2.8.

Sexe féminin : célibataires, 453.0 p. 1000; mariées, 400.5; veuves, 141.5; divorcées, 5.00.

Ces chiffres concernent des individus de tous âges; ils montrent que les célibataires sont en majorité dans le sexe masculin, mais que la proportion des femmes mariées, veuves ou divorcées est supérieure à celle des hommes mariés, veufs ou divorcés. Il y a surtout une grande différence entre le nombre des veufs et celui des veuves, qui sont trois fois plus nombreux.

Pour la période comprise de 18 à 60 ans, l'écart entre les garçons et les hommes mariés, toujours en faveur des garçons, est moins considérable qu'à tous les âges réunis; la proportion des veufs est vingt fois moindre que celle des hommes mariés, et celle des divorcés près de cinq fois inférieure à celle des veufs.

Dans le sexe féminin, de 18 à 60 ans, la supériorité du nombre appartient sans conteste aux femmes mariées ; les veuves viennent ensuite ; quant aux filles, elles sont beaucoup plus rares : leur proportion est à celle des célibataires garçons comme 1 est à 4 environ ; il n'y a guère que 7 divorcées sur 1,000 femmes de cet âge.

Parmi les vieillards, si les hommes mariés l'emportent sur les garçons et les veufs réunis, ce sont néanmoins les veuves qui sont en plus grand nombre ; il y a d'autre part, plus de femmes mariées que de filles et moins que d'hommes mariés. Les femmes divorcées sont en minorité comparativement aux hommes divorcés.

Toutes ces particularités sont mises en évidence par les chiffres ci-après. Pour 1,000 individus du sexe masculin on compte :

1° De 18 à 60 ans : 509.3 célibataires, 464.6 mariés, 22,0 veufs, 4.1 divorcés ; — 2° à partir de 60 ans : 130.3 célibataires, 574.2 mariés, 294.2 veufs et 1.1 divorcés.

Pour 1,000 individus du sexe féminin, on trouve :

1° de 18 à 60 ans : 361.7 célibataires, 543.2 mariées, 87.8 veuves et 7.3 divorcées ; — 2° à partir de 60 ans : 142.4 célibataires, 299.3 mariées, 556.5 veuves et 1.7 divorcées.

Population par profession (1891). — Sur 100 habitants, le commerce en occupe 29.2 ; l'industrie, avec ses filatures ou tissages de coton, ses fonderies de cuivre, de fer, etc., 21.8 ; l'agriculture, le jardinage, 3.80 ; l'industrie des transports, 3.60 ; les diverses administrations, 3.30 ; les professions libérales, 5.60 ; la force publique et l'armée, 10.30. Les rentiers sont dans la proportion de 9.2 p. 100. Il faut citer enfin les individus sans profession (0.60 p. 100) et ceux qui exercent des professions non classées (12.60 p. 100).

Les patrons ou propriétaires sont plus nombreux dans l'agriculture (16.18 p. 100 personnes se livrant à l'agriculture) que dans le commerce (10.18), les diverses industries (3.28) ou les transports (1.13).

Les employés les plus nombreux appartiennent à l'industrie des transports (35.98), aux administrations (23.67), aux professions libérales (6.32), au commerce (6.06).

C'est dans l'industrie que l'on trouve le plus grand nombre d'ouvriers, 44.73 p. 100; le commerce en emploie 38.27, et l'agriculture, 17 environ.

Les domestiques attachés à la personne sont en grand nombre dans les professions libérales (17.40) et les administrations (11.86); il y en a moins chez les commerçants (4.65), dans l'armée (4.50), les transports (2.41), et moins encore chez les agriculteurs (1.97) et les industriels (1.26).

Population par culte. — En 1892, la population comprenait 13,030 catholiques, 31 calvinistes, 9 luthériens, et 9 israélites ; cultes divers, 1 ; d'aucun culte, 81 ; enfin, le culte de 189 personnes n'a pu être reconnu.

Population d'après le lieu de naissance (1891). — Français, 16,923, ou 97.9 p. 100; naturalisés, 105, ou 0.60 p. 100; étrangers, 242, ou 1.40 p. 100.

Sur 100 Français, 99.7 étaient nés en France, 28 dans la commune, 32.3 dans une autre commune du département; au total, 60.4 dans le département, et 39.3 dans un autre département. Les Français nés en Algérie, dans les autres colonies (0.08 p. 100) ou à l'étranger (0.22 p. 100) se trouvaient en infime minorité.

Sur 100 naturalisés, 14.7 avaient leur lieu de naissance en France 23.5 dans le département, 33.4 dans un autre département, 12.4 dans la commune, 11.1 dans une autre commune du département; aucun dans les colonies françaises; 42.9 à l'étranger.

La proportion des étrangers fixés à

Evreux tend à augmenter, tout en restant peu élevée ; elle était de 1.14 p. 100 habitants en 1881 ; de 1.28 en 1886 ; en 1891 elle s'élève à 1.40.

Les femmes dans cette catégorie sont en minorité, 48,8 p. 100 ; dans la colonie anglaise, toutefois, il y en a deux fois plus que d'hommes ; dans la colonie allemande, il existe en moyenne 3 femmes pour 2 hommes.

De tous les étrangers ce sont les Belges qui sont les plus nombreux, 32.7 p. 100 ; les Allemands viennent ensuite avec 22.7 p. 100 ; au troisième rang se placent les Suisses, 15.3 p. 100. Successivement après, on trouve les Anglais (8.7), les Luxembourgeois (4.5), les Italiens (3.7), les Hollandais (2.4), les Espagnols (1.7), les Suédois, les Américains, etc.

Population décomptée par ménages. — Pour terminer l'énumération des renseignements fournis au sujet de la population par les états du dénombrement, il reste à indiquer ce qui concerne les ménages ou familles, la durée du mariage dans les ménages et le nombre d'enfants vivants par famille.

Pour une population totale de 17,720 habitants en 1891, on a compté 4,850 ménages ou familles, soit en moyenne un ménage pour 3.58 habitants. En 1886, il y avait seulement un ménage pour 3.91 habitants. Plus des deux tiers des ménages (67.3 p. 100) sont constitués par des hommes et des femmes mariés ; les veuves en forment près d'un quart (23.8) à elles seules ; les veufs sont trois fois moins nombreux, ou à peu près (8.40) que les veuves. Les ménages de divorcés se rencontrent tout à fait exceptionnellement (0.50 p. 100).

La durée du mariage, nécessairement très variable, oscille entre 26 et 50 ans dans la grande majorité des ménages.

Sur 100 ménages, 30.9 ne comptent qu'un seul enfant; 18.9 en possèdent deux ; 9.1 en possèdent trois. Les ménages avec 4 (4.3 p. 100), 5 (2.3 p. 100). 6 (1.2 p. 100) et 7 enfants (1 p. 100) sont beaucoup plus rares. Dans 15.9 ménages pour 100, il n'y a pas d'enfant. Enfin, dans 16.4 ménages sur 100, le nombre des enfants est resté inconnu.

Pour 30.5 enfants sur 100, on n'a pu déterminer la durée du mariage des parents. Cette durée est fixée pour les autres comme il suit : 26 à 50 ans, 19.3 ; 6 ans, 10.9; 11 ans, 9.3; 16 ans, 8.9 ; 3 ans, 7.0 ; 21 ans, 6.6 ; moins de 2 ans, 6.0, plus de 50 ans, 1.5.

2° De la nuptialité.

En 1885 la nuptialité en France était fixée à 7.40, chiffre moyen des mariages pour 1,000 habitants. Dans l'Eure, la proportion des mariages ne dépassait pas 7.05. A Evreux, cette proportion est moindre encore que dans le reste du département : de 1881 à 1891, le nombre total des mariages célébrés s'est élevé à 963, avec une proportion de 5.7 seulement pour 1,000 habitants.

Pendant cette période de onze années consécutives, la proportion des mariages a subi quelques fluctuations. Pour la période de 1881 à 1885, et une population moyenne de 16,458 habitants, la moyenne annuelle des mariages était de 86.2, soit 5.2 mariages pour 1,000 habitants, ou 190 habitants pour 1 mariage; les cinq années suivantes (1886-1890), le chiffre moyen annuel des mariages est tombé à 88.6 pour 17,208 habitants, ou à 5.1 pour 1,000 habitants : ce qui donne 194 habitants pour 1 mariage. Les résultats de l'année 1891 sont différents : 111 mariages pour les 17,270 habitants, ou 6.4 mariages pour 1,000 habitants, ou encore 155 habitants pour 1 mariage.

Le nombre relativement considérable des unions contractées en 1891 est donc à noter; mais il est à craindre qu'il ne

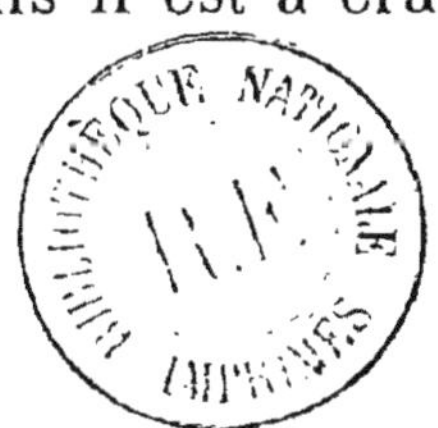

soit que l'indice d'une augmentation passagère, accidentelle, prémonitoire d'une nouvelle diminution dans la matrimonialité. Depuis un siècle, en effet, la nuptialité a subi un mouvement de décroissance bien accentué ; il suffit, pour s'en convaincre, de se reporter aux résultats enregistrés pour la période de l'an XI à 1823 par M. le docteur Fortin dans sa *Topographie médicale d'Evreux* (1830). A cette époque, la population de la ville, notablement inférieure à ce qu'elle est aujourd'hui, atteignait seulement 9,124 habitants. « Néanmoins, dit M. Fortin, du 1er vendémaire an XI jusqu'au 1er janvier 1823, on compte 1,432 mariages. Si de ce nombre on en retranche 13 qui eurent lieu en l'an XIV, il reste 1,419 ; ce qui fait chaque année un terme moyen de 70.95, soit 7,7 pour 1,000 habitants. »

Pour se rendre un compte plus exact de ce qu'est la nuptialité, il convient, à l'exemple du savant auteur des « Observations générales » annexées aux tableaux de la *Statistique générale de la France* pour l'année 1885 (t. XV, p. 4), il convient, disons-nous, de comparer le nombre des mariages à celui de la population diminuée des enfants, des personnes déjà mariées et des vieillards âgés de plus de 60 ans. De cette façon, nous sommes arrivé pour la ville d'Evreux à des résultats qui, à leur tour, dénoncent le faible degré de la nuptialité dans la population ébroïcienne.

En 1881, le nombre absolu des mariages est de 192 pour une population mariable de 4,205 individus, d'où un nombre relatif de mariés égal à 45.6 pour 1000. En 1886, la population mariable atteint le chiffre de 46.30 ; mais les mariages tombent à 176, avec un nombre relatif de 38 mariés pour 1000 mariables. Les 221 mariages de 1891, pour une population de 4,852 mariables, donnent 45.5 comme nombre relatif de mariés. La moyenne pour toute la période ne dépasse pas, en somme, 42.9 pour 1000 mariables, tandis que dans l'ensemble des départements le nombre relatif des mariés par rapport aux mariables n'était pas inférieur à 62 en 1885. On voit par cette comparaison combien la nuptialité est faible à Evreux.

Nous avons pu nous assurer, en outre, que, suivant la règle générale, ce sont les veufs qui, toutes proportions gardées, fournissent le plus gros contingent de mariés ; les filles viennent ensuite, et en troisième lieu les garçons. Les divorcés, comme les veufs, se remarient fréquemment ; mais il ne paraît pas en être de même des divorcées, puisque de 1885 à 1891 aucune femme divorcée n'a contracté de nouvelle union. Terme moyen, les veuves se remarient deux fois moins que les veufs.

Comparaison des mariages conclus et des mariages dissous. — Contrairement à ce que l'on observe généralement en France, le nombre des mariages conclus est, à

Evreux, inférieur, et cela dans une proportion considérable, à celui des mariages dissous soit par la mort, soit par le divorce ; les premiers sont aux seconds comme 2 est à 3, ou à peu près. Cette loi n'a présenté aucune exception de 1881 à 1891 ; on peut en juger par les chiffres ci-après :

Mariages conclus : 1881 : 96 ; — 1882 : 80 ; — 1883 : 83 ; — 1884 : 76 ; — 1885 : 93 ; — 1886 : 88 ; — 1887 : 85 ; — 1888 : 86 ; — 1889 : 87 ; — 1890 : 75 ; — 1891 : 111. — Total, 963.

Mariages dissous : 1881 : 149 ; — 1882 : 117 ; — 1883 : 140 ; — 1884 : 156 ; — 1885 : 127 ; — 1886 : 141 ; — 1887 : 170 ; — 1888 : 153 ; — 1889 : 142 ; — 1890 : 149 ; — 1891 : 137. — Total : 1,581.

Mariages par état civil. — La répartition des mariages par état civil indique que les mariages entre garçons et filles sont de beaucoup les plus communément observés ; en deuxième ligne se présentent les mariages, bien plus rares, conclus entre veufs et filles; ceux qui ont lieu entre garçons et veuves ne viennent qu'en dernier lieu. On a compté de plus, il est vrai, quelques unions entre célibataires ou veufs des deux sexes avec les divorcés, mais il n'y en eut aucune entre divorcés des deux sexes.

De 20 à 25 ans, âge de prédilection pour le mariage des filles, celles-ci se marient deux fois plus que les garçons. Les garçons se marient plus particulièrement de 25 à 30 ans seulement; à partir de cet âge, leurs chances de mariage sont plus grandes que celles des filles ; mais, à tous âges réunis, les filles se marient plus (39.3 p. 1,000) que les garçons (36.6 p. 1,000).

A chaque âge, les veufs contractent beaucoup plus souvent mariage que les garçons; les veuves se marient également plus communément que les filles de leur âge. Abstraction faite de l'âge, les veufs se marient moins (23.7 p. 1,000) que les garçons, et les veuves (7.37 p. 1,000) moins que les filles et que les veufs.

De toutes les catégories de mariables, il semble que ce soient les divorcés (hommes) qui se marient le plus.

A ce propos, nous croyons devoir faire observer que cette conclusion, comme d'ailleurs toutes celles qui sont tirées de l'examen des chiffres relatifs au divorce, ne doit être admise qu'avec les plus grandes réserves, en raison de la date encore trop peu éloignée de la première application de la loi sur le divorce et du nombre peu élevé des divorces prononcés.

Age moyen du mariage pour chaque sexe et pour chaque état civil. — Le nombre des mariages ramené à 1,000 se trouve réparti de la façon suivante par rapport à l'âge des époux au moment de la célébration du mariage :

Hommes : au-dessous de 20 ans, 10 ;

de 20 à 25 ans, 270; de 25 à 30 ans, 466; de 30 à 35 ans, 114; de 35 à 40 ans, 46; de 40 à 50 ans, 48; de 50 à 60 ans et au-dessus, 46.

Femmes : au-dessous de 20 ans, 218; de 20 à 25 ans, 447; de 25 à 30 ans, 155; de 30 à 35 ans, 87 ; de 35 à 40 ans, 40; de 40 à 50 ans, 35; de 50 à 60 ans et au-dessus, 18.

Il en résulte que le plus grand nombre des mariages a lieu chez les femmes de 20 à 25 ans et chez les hommes de 25 à 30 ans, comme on l'a déjà dit.

L'âge moyen des hommes au mariage est 29 ans et 3 mois; celui des femmes correspond à 24 ans et 10 mois. Les garçons se marient en moyenne à 27 ans et 2 mois; les veufs, à 45 ans et 6 mois; les divorcés à 35 ans; les filles, à 23 ans et 6 mois; les veuves, à 39 ans et 2 mois.

Si l'on tient compte de l'état civil respectif des conjoints, on trouve les moyennes que voici : mariage de garçons avec filles, 26 ans 11 mois; de filles avec garçons, 22 ans 11 mois ; de garçons avec veuves, 30 ans 7 mois ; de veuves avec garçons, 34 ans 11 mois ; de veufs avec filles, 41 ans 6 mois ; de filles avec veufs, 31 ans 7 mois ; de veufs avec veuves, 51 ans 6 mois ; de veuves avec veufs, 43 ans 5 mois ; de divorcés avec filles, 30 ans 9 mois ; de filles avec divorcés, 27 ans 6 mois ; de divorcés avec veuves, 41 ans 3 mois ; de veuves avec divorcés, 43 ans 6 mois.

Degré d'instruction des époux. — 34 hommes, soit 3.54 p. 100 mariés, et 59 femmes, soit 6.12 p. 100 mariées, ont déclaré ne pas savoir signer. Pour les deux sexes réunis, la proportion des illettrés s'est ainsi élevée à 4.82 p. 100. En 1885, cette proportion était quatre fois supérieure dans la totalité des départements (16.5 p. 100) ; dans l'Eure elle n'était pas inférieure à 8.4 p. 100.

L'absence de toute instruction devient de plus en plus rare. De 1881 à 1885, la proportion des illettrés était de 5.57 pour les deux sexes (3.71 pour les hommes et 7.43 pour les femmes) ; de 1886 à 1890, cette moyenne tombait à 4.51 (3.09 pour les hommes et 5.94 pour les femmes) ; enfin, en 1891, on ne comptait plus que 3.15 illettrés p. 100 (4.71 chez les hommes et 1.83 chez les femmes).

Mariages consanguins. — Il n'y eut en onze ans que 6 mariages consanguins : 4 entre cousins germains et 2 entre beaux-frères et belles-sœurs.

Nombre des contrats. — Le nombre des contrats de mariage pouvant jusqu'à un certain point servir à l'appréciation de la richesse du pays, il a paru intéressant de le noter. 396 mariages ont motivé un contrat ; c'est une proportion de 41.12 p. 100, chiffre supérieur à celui obtenu en moyenne en France (38 p. 100), pendant l'année 1885 du moins.

Oppositions et actes respectueux. — 7 fois

il y eut présentation d'actes respectueux, soit 0,73 p. 100.

Légitimations. — On a relevé 48 mariages (proportion des légitimations, 4,99 p. 100 mariages) par lesquels 65 enfants naturels (6,75 p. 100 mariages) ont été légitimés.

Mariages par mois. — La moyenne des mariages de chaque jour dans chaque mois a permis de classer les mois de la façon suivante, en allant de celui où l'on se marie le plus à celui où l'on se marie le moins : novembre, juillet, mai, octobre, juin, avril, janvier, février, août, septembre, décembre, mars.

Divorces. — On a compté 37 divorces depuis le 1er janvier 1885, soit une moyenne annuelle de 5.2 divorces ou 1 divorce pour 3,130 habitants ou 613 couples. L'âge des divorcés a pu être représenté comme il suit pour 1,000 divorces :

Hommes : de 25 à 30 ans, 162.2 ; de 30 à 35 ans, 162.2 ; de 35 à 40 ans, 108.1 ; de 40 à 50 ans, 351.3 ; de 50 ans et au-dessus, 216.2.

Femmes : de 20 à 25 ans, 135.2 ; de 25 à 30 ans, 216.2 ; de 30 à 35 ans, 216.2 ; de 35 à 40 ans, 108.1 ; de 40 à 50 ans, 189.2 ; de 50 ans et au-dessus, 135.1.

Il est inutile d'insister sur ces données, en raison du nombre trop restreint de faits sur lesquels elles sont basées. Il n'y a pas lieu non plus de s'arrêter davantage sur la durée assez variable du mariage dissous, ni sur la répartition des divorces effectuée d'après la profession du mari.

3°. — De la natalité.

Il est facile de calculer, grâce aux chiffres cités par M. Fortin, quelle était la natalité à Evreux, au commencement du siècle, de l'an XI à 1823. La moyenne annuelle des naissances était alors de 288, ce qui correspondait à 3.16 naissances par 100 habitants. Actuellement, la natalité est certainement plus faible; bien que la population de la ville se soit notablement accrue, le chiffre moyen annuel des naissances n'a pas dépassé 283.4 pour la période 1881-1891; pour 100 habitants, on ne compte plus que 1.69 naissance au lieu de 3.16. La natalité a donc diminué de près de moitié depuis 70 ans. Une naissance correspondait alors à 31 habitants, aujourd'hui, il faut 58 habitants pour une naissance. La diminution déjà constatée dans la nuptialité a entraîné par conséquent une diminution plus forte encore de la natalité.

L'année 1891, la dernière de la période étudiée, marque, il est vrai, un temps d'arrêt dans ce mouvement décroissant, avec ses 325 naissances, c'est-à-dire 1.88 naissance pour 100 habitants. La natalité n'avait été que de 1.68 de

1881 à 1885, et de 1.63 de 1886 à 1890.

Après avoir déterminé la proportion exacte des naissances par rapport à la population, il importait de rechercher quelle est la fécondité des femmes nubiles; c'est dans ce but que l'on a calculé le rapport du nombre des naissances à celui des femmes âgées de 15 à 45 ans, quelle que soit la situation de ces dernières au point de vue de l'état-civil. Voici les résultats constatés :

Période de 1881 à 1885 : chiffre moyen annuel des naissances, 277.8 ; femmes nubiles, 3.477 ; proportion des naissances pour 100 femmes nubiles, 7.7.

Période de 1886 à 1890 : chiffre moyen annuel des naissances, 280,8 ; femmes nubiles, 3,803 ; proportion des naissances pour 100 femmes nubiles, 7.39.

Année 1891 : chiffre total des naissances, 325 ; femmes nubiles, 3,921 ; proportion des naissances pour 100 femmes nubiles, 8.29.

Moyennes pour la totalité de la période 1881-1891 : naissances annuelles, 283.4 ; femmes nubiles, 3.595 ; naissances par 100 femmes nubiles, 7.88.

Pendant ce temps (1881-1885), la proportion moyenne des naissances s'élevait en France (non compris la Seine) à 2.47 (2.57 dans la population rurale et 2.40 dans la population urbaine) pour 1,000 habitants, et à 12 ou 13 pour 100 femmes nubiles. La natalité à Evreux est donc manifestement très faible, comparativement à celle de la moyenne de la natalité en France, moyenne rapportée à 1,000 habitants ou à 100 femmes nubiles.

Cette infériorité éclate encore d'une façon non moins nette, si l'on a seulement égard au nombre relatif des naissances légitimes. Terme moyen, on en compte annuellement 240.4 pour les 3,210 femmes mariées, âgées de 15 à 60 ans, qui existent en ville, d'où le chiffre de 7.48 représentant la natalité légitime. Or, en 1885, la proportion des naissances légitimes atteignait 4.3 en moyenne en France pour 100 femmes de 15 à 60 ans.

Pour obtenir l'expression réelle de la fécondité des femmes mariées, nous avons en outre pris pour base de nouveaux calculs uniquement le nombre des femmes âgées de moins de 45 ans. L'aptitude à la procréation chez les 1,983 femmes mariées de cet âge peut être représentée par une moyenne de 12.12 p. 100, tandis que dans l'ensemble des départements cette proportion atteint 19.4 (année 1885).

Si la *natalité légitime* est particulièrement faible à Evreux et dans l'Eure, où elle tombait en 1885 à 7.1 p. 100 femmes mariées âgées de 15 à 60 ans, les naissances naturelles, par contre, apportent aux naissances légitimes un appoint considérable. De 1881 à 1891, leur nombre est aux naissances totales comme 15.2 est à 100. Pour la France entière cette proportion reste à 7.81 (période 1881-1885), et dans l'Eure à 10.5.

A Evreux, les *naissances naturelles* paraissent avoir été plus communes de 1881 à 1885 (15.7 p. 100) que de 1886 à 1890 (14.3 p. 100). L'année 1891 semble inaugurer, par contre, une ère nouvelle de recrudescence de la natalité illégitime.

Si l'on s'en rapporte aux chiffres cités par le docteur Fortin, les naissances illégitimes auraient été beaucoup plus communes au commencement du siècle que pendant la période envisagée ici. « Règle générale, dit M. Fortin, il naît à Evreux 334.35 enfants chaque année, et si l'on fait abstraction des enfants (1.457) naturels, il en reste 4.227 légitimes, ce qui fait par an 278.84, et de naturels 85.71. Le rapport des premiers aux seconds est donc : : 3.90 : 1. De 1812 à 1823, la proportion est : : 3.31 : 1, et de l'an XI à 1812, : : 5.39 : 1. Une cause toute matérielle explique la différence de ces rapports. En effet, c'est le 1er juillet 1811 que furent supprimés et réunis à l'hospice d'Evreux les bureaux d'enfants trouvés établis à Conches, Breteuil et Verneuil. Le tableau que nous venons de tracer montre que c'est à dater de 1812 que les enfants naturels sont plus nombreux sur les actes de la mairie. La plupart des orphelins abandonnés à l'hospice y sont déposés sans aucun renseignement, et, bien que leur naissance puisse avoir eu lieu dans un pays fort éloigné, leur acte n'en est pas moins dressé à la commune d'Evreux. »

En tenant compte de ces causes d'erreur et en s'appuyant sur les documents publiés par notre vénéré confrère pour les années antérieures à 1812, on trouve que le nombre des naissances naturelles n'était pas inférieur à 18.6 p. 100 du nombre total des naissances ; il dépassait ainsi d'un tiers environ la proportion trouvée de 1881 à 1891. C'est une constatation, cette fois, à l'avantage de l'époque actuelle, et qu'il était juste de mettre en évidence.

Le rapport de la fécondité naturelle à la fécondité légitime est représenté par les proportions suivantes, qui indiquent combien pour 100 femmes âgées de 15 à 45 ans, mariées ou non, on trouve de naissances légitimes et de naissances naturelles :

Fécondité légitime : 1881-1885, 12.3; 1886-1890, 12.0 ; 1891, 13.1 ; 1881-1891, 12.1.

Fécondité naturelle : 1881-1885, 2,7 ; 1886-1890, 2.1 ; 1891, 2.9 ; 1881-1891, 2.6.

Abstraction faite de toute considération secondaire, la fécondité légitime est donc quatre fois et demie plus forte en moyenne que la fécondité naturelle. L'écart entre les deux natalités s'élève en France à un douzième, mais dans la Seine il n'est que d'un tiers.

Naissances par mois. — Le nombre moyen des naissances légitimes, mort-nés compris, est fixé comme il suit dans chacun des mois de l'année et par jour (1881-1891) :

1° Naissances, chiffres absolus : janvier, 231 ; février, 248 ; mars, 254 ; avril, 231 ; mai, 253 ; juin, 230 ; juillet, 235 ; août, 255 ; septembre, 170 ; octobre, 213 ; novembre, 237 ; décembre, 212. Total, 2,779.

2° Moyenne des naissances par jour dans chaque mois : janvier, 7.45 ; février, 8.85 ; mars, 8.19 ; avril, 7.70 ; mai, 8.16 ; juin, 7.60 ; juillet, 7.58 ; août, 8.54 ; septembre, 5.66 ; octobre, 6.87 ; novembre, 7.90 ; décembre, 6.83. — Moyenne journalière, 7.61.

Il résulte des chiffres qui précèdent que le maximum des naissances légitimes se produit en février-mars ; le minimum, en septembre. Déjà M. Fortin avait constaté les mêmes particularités.

D'après la moyenne journalière des naissances par mois, ceux-ci se classent dans l'ordre ci-après : février, août, mars, mai, novembre, avril, juin, juillet, janvier, octobre, décembre et septembre. Il est facile de déduire de là les mois pendant lesquels ont lieu de préférence les conceptions. Le plus grand nombre appartient au mois de mai , puis, viennent successivement novembre, juin, août, février, juillet, septembre, octobre, avril, janvier, mars et décembre.

En rapprochant le classement des mois envisagés au point de vue de la proportion des conceptions qui sont présumées leur appartenir, et le classement établi plus haut d'après le nombre des mariages célébrés en moyenne par mois, on ne peut s'empêcher de reconnaître entre eux quelque rapport. Le mois où l'on se marie davantage, novembre, est précisément celui pendant lequel les conceptions paraissent avoir été le plus nombreuses; décembre et mars, inversement, sont peu favorisés sous le double rapport des mariages et des conceptions probables. Ajoutons toutefois que, pour les mois intermédiaires, la relation qui vient d'être signalée semble beaucoup moins nette.

Mort-nés. — Le nombre total des mort-nés enregistrés en onze ans (1881-1891) est de 165, avec une moyenne annuelle de 15 ou 5.03 p. 100 conceptions ayant abouti à la naissance (enfants nés vivants et mort-nés).

De 1853 à 1885, le bureau de la statistique générale indique 4.36 comme proportion moyenne de mort-nés en France; il existe un maximum en janvier et un minimum en septembre. Nous avons recueilli pour Evreux des renseignements qui permettent de fixer le quantum de la mortinatalité et sa marche annuelle. Nous les résumons ainsi :

Naissances par mois, mort-nés compris : janvier, 275; février, 290; mars, 310; avril, 281; mai, 299; juin, 263; juillet, 260; août, 301; septembre, 211; octobre, 249; novembre, 212; décembre, 262. Total des naissances, 3,283.

Mort-nés par mois : janvier, 11, ou 4 p. 100 naissances ; février, 16, ou 5.51 p. 100 ; mars, 13, ou 4.19 p. 100 ; avril, 13, ou 4.61 p. 100 ; mai, 15, ou 5.01 p. 100; juin, 19, ou 7.22 p. 100; juillet, 16, ou 6.15 p. 100; août, 13, ou 4.31 p. 100; septembre, 12, ou 5.68 p. 100; octobre, 10, ou 4.01 p. 100 ; novembre, 14, ou 4.96 p. 100; décembre, 13, ou 4 96 p. 100. Total des mort-nés, 165; proportion moyenne pour 100 naissances, 5.03.

La mortinatalité propre à la ville d'Evreux se montre par conséquent supérieure à celle de la moyenne de la France; son maximum coïncide avec le mois de juin, et non avec le mois de janvier ; le minimum a lieu en janvier et non en septembre.

Mort-nés par sexe. — Les sexes sont inégalement représentés chez les mort-nés. On trouve, en effet, parmi eux 106 garçons et seulement 59 filles, soit 35.8

filles p. 100. Constamment, sauf en 1887, les garçons mort-nés l'ont emporté numériquement sur les filles, dans une proportion presque égale à $\frac{2}{1}$, bien que conformément à la règle générale, le nombre des filles nées vivantes soit un peu plus élevé (1,565) que celui des garçons nés vivants (1,553).

Mort-nés par état civil. — Les mort-nés sont proportionnellement plus communs dans les naissances naturelles (5.90 p. 100 conceptions) que dans les naissances légitimes (4.85 p. 100 conceptions) ; c'est un fait depuis longtemps connu et basé sur les statistiques générales les mieux établies ; nos chiffres le confirment pour Evreux.

Naissances multiples. — De 1881 à 1891, il y a eu 3,311 accouchements : 3,283 accouchements simples, c'est-à-dire n'ayant produit chacun qu'un enfant, 27 accouchements doubles, ayant produit deux enfants chacun, et seulement 1 accouchement triple, avec production de trois enfants. Le rapport des accouchements multiples au nombre total des accouchements est de 8.50 pour 1,000.

Dans l'Eure, comme dans la France en général, cette proportion est bien plus élevée : 20 p. 1000 (1885).

Les accouchements doubles (27) se répartissent ainsi : 10 ayant produit un garçon et une fille ; 9 ayant produit 2 filles ; 8 ayant produit 2 garçons.

Il est à remarquer que les accouchements doubles n'ont pas donné lieu à une proportion de mort-nés (5.55 p. 100 conceptions) beaucoup plus élevée que les accouchements simples (5.03 p. 100 conceptions).

La naissance triple dont il a été question se rapporte à deux garçons et une fille, tous trois nés vivants.

3° — Mortalité.

S'il est facile d'évaluer d'une façon assez rigoureuse la proportion des décès annuellement constatés en moyenne à Evreux pendant la durée de la période considérée dans ce travail, on éprouve plus de difficulté pour déterminer, par des calculs analogues et à l'aide de documents d'une valeur cependant incontestable, ce qu'était la mortalité à des époques antérieures relativement peu éloignées encore. On ne peut sous ce rapport arriver qu'à une approximation fort incertaine.

Lepecq, dont les remarquables aperçus sur le climat d'Evreux et les maladies dominantes dans la région au XVIIIe siècle sont particulièrement dignes d'être cités, s'est attaché à établir, d'après le chiffre des décès constatés pendant une longue période, le degré exact de salubrité de la localité. « Un morceau, dit-il, vraiment intéressant, que nous communique M. Grosseaume, est le nécrologue de la ville d'Evreux. Cette addition à ses observations doit avoir un avantage précieux aux yeux du physicien et du médecin, celui de déterminer d'une manière assez précise le degré de salubrité ou d'insalubrité de cette ville, en comparant les résultats des tables nécrologiques avec un semblable travail fait dans un autre endroit... Cette collection devait embrasser depuis 1730 jusqu'à 1776. Des lacunes que j'ai trouvées, dit M. Grosseaume, en assez grand nombre, de 1760 à 1774, m'ont déterminé à m'arrêter particulièrement aux années dont j'ai pu faire les relevés exacts, et j'en ai recueilli trente années consécutives, à commencer par 1730 jusqu'en 1759 inclusivement. Ces trente années font le sujet de la première table. Cependant, j'ai cru devoir faire une table particulière, sous forme d'*appendix*, des neuf autres années exactement recueillies, mais interrompues de 1766 à 1767, ce qui a empêché de les joindre à la première table, pour ne point en altérer l'exactitude. »

L'auteur faisait précéder la reproduction de ces tables de quelques instructions préliminaires que Grosseaume avait jugées nécessaires et qu'il y a lieu de rapporter :

« 1° Après des recherches suffisantes, disait-il, on a trouvé que la ville d'Evreux contient au plus dix mille habitants. Or, par la première table qui sera jointe ci-après, il est aisé d'apercevoir que, dans l'espace de trente années, il est mort 7,158 personnes, et qu'en partageant ce nombre égal en trente, il en résulterait une mortalité de 238 personnes par an, ce qui revient au même, *un quarante-deuxième environ* de ses habitants.

« 2° La même table fait voir une approximation fort grande entre le nombre des enfants morts et celui des adultes, puisque la différence 208 est à peine un objet notable sur un nombre de morts aussi considérable. On pourrait être surpris de rencontrer une aussi grande parité entre la mortalité des enfants et celle des adultes. Mais il faut savoir avant tout que, sur les registres qu'on a suivis, on estime un homme sorti de l'enfance à sept ans. Ce qui fait rentrer tous les adolescents dans la classe des adultes, c'est-à-dire un très grand nombre d'individus. D'un autre côté, s'il y a à Evreux un certain nombre de nourrices, il ne se laisse cependant pas de se rencontrer beaucoup d'enfants de la ville qui sont nourris dans les campagnes ; aussi, on ne peut tenir une liste exacte de ceux qui périssent. Il est cependant probable qu'on peut compenser ces derniers par une certaine quantité d'enfants trouvés et d'autres venus de Paris, qui grossissent le catalogue des morts, encore bien qu'on croie la somme des enfants nourris à la campagne prépondérante. »

Si l'on acceptait comme exact le chiffre de 10,000 habitants attribués à la ville par Grosseaume, il résulterait de la première « table » que la mortalité moyenne annuelle d'Evreux aurait été de 23.8 pour 1,000 de 1730 à 1759 inclusivement. Cette proportion est certainement au-dessous de la vérité, car il semble démontré par les premiers résultats des dénombrements officiels de la population (1789, etc.) que la ville ne devait pas compter au XVIIIe siècle un nombre d'habitants aussi élevé que celui qui a servi de base aux calculs précédents. De là une cause d'erreur très importante, mais difficile à rectifier en l'absence de documents plus complets.

A une époque plus rapprochée, M. Fortin a trouvé qu' « en dix-sept années (1806 à 1823) il succombe à Evreux et par an, terme moyen, 467.66 individus ». Le nombre total des décès survenus pendant toute la période s'élevait à 3,612 pour une population moyenne d'environ 9,124 habitants, d'où une mortalité de 36.16 pour 1,000. Plusieurs circonstances particulières ont pu contribuer dans une large mesure, il est vrai, à rendre aussi considérable le taux de la mortalité. C'est d'abord, d'après M. Fortin, « le grand nombre de prisonniers autrichiens qui sont morts dans la ville d'Evreux en 1814, et tous à la fleur de l'âge » ; puis, « la disette de vivres dont souffrirent tous les malheureux en 1813 » ; de plus, « les impôts dont le peuple se trouva surchargé en 1815 n'ont-ils pas aussi accéléré la vie chez beaucoup d'individus? Cette question n'est point ici déplacée, ajoute l'auteur, car il est notoire aujourd'hui que plus les impôts sont élevés, plus la mortalité est grande, et cela parce que les indigents peuvent moins suivre les règles de l'hygiène... Ensuite, que d'orphelins ne sont-ils pas apportés à Evreux, et l'on verra combien il en périt avant l'âge d'un an ! »

La moyenne annuelle de la mortalité, calculée d'après les chiffres fournis par M. Fortin, semble néanmoins exagérée ; il suffit pour s'en convaincre de remarquer avec lui que « beaucoup de prisonniers autrichiens et de soldats prussiens sont morts dans cette ville, où ils n'étaient pas compris dans la population ». Déduction, par conséquent, aurait dû être faite dans le total des décès du nombre de ceux qui ont été fournis par ces étrangers. Le chiffre n'en est indiqué nulle part dans le très consciencieux travail que nous citons ; aussi est-il impossible d'en déduire le taux exact de la mortalité dans la ville d'Evreux pendant toute la période visée par le docteur Fortin.

De 1881 à 1891, le nombre des décès a atteint 4,506, avec une moyenne annuelle de 409.6, ce qui donne une proportion de 24.33 décès pour 1,000 habitants.

En France, la mortalité générale est moins forte : elle ne dépasse pas 22.08 pour 1000 (période de 1881 à 1890). Dans l'arrondissement d'Evreux (22.81 p. 1000) et dans le département de l'Eure (23.20 p. 1000), la mortalité se trouve également moins élevée qu'à Evreux. Pendant cette période de onze ans, on compte en moyenne pour un décès 40.8 habitants à Evreux, 43.7 dans l'arrondissement, 42.1 dans le département, et 45.3 dans l'ensemble de la France.

Il est juste d'ajouter que dans le nombre total des décès survenus à Evreux figurent ceux qui sont constatés à l'asile départemental d'aliénés. Dans cet établissement, placé sur le territoire de la commune, la mortalité moyenne atteint jusqu'à 82 p. 1000 ; elle s'ajoute ainsi à la mortalité spéciale des habitants, en l'aggravant sensiblement.

Les 4.506 décès que nous avons enregistrés se sont répartis par année de la manière suivante :

1881 : 405, ou 25.7 pour 1000 habitants ; 1882 : 373, ou 22.6 ; 1883 : 386, ou 23.4 ; 1884 : 402, ou 24.4 ; 1885 : 368, ou 22.3 ; 1886 : 374, ou 21.8 ; 1887 : 479, ou 27.8 ; 1888 : 427, ou 24.7 ; 1889 : 407, ou 23.6 ; 1890 : 456, ou 26.4 ; 1891 : 429, ou 23.5.

C'est à l'épidémie de grippe de l'hiver 1889-1890 que doit vraisemblablement être attribuée la forte mortalité de l'année 1890, à laquelle correspondrait la mortalité maxima de la période, si l'année 1887, pour une raison restée inconnue, n'avait été plus meurtrière encore.

Décès par mois. — Janvier, 493 ; février, 395 ; mars, 444 ; avril, 409 ; mai, 389 ; juin, 342 ; juillet, 291 ; août, 325 ; septembre, 319 ; octobre, 350 ; novembre, 338 ; décembre, 411. Total des décès (1881-1891), 4,506.

La distribution mensuelle des décès ainsi effectuée enseigne que, d'une façon presque constante chaque année, certains mois sont privilégiés sous le rapport de la mortalité; ce sont : juin, juillet, août, septembre, octobre et novembre ; d'autres, comme décembre, janvier, février, mars, avril et mai, se distinguent au contraire par le grand nombre des décès qui leur reviennent. Le maximum de la mortalité s'observe en janvier ; mais les mois de mars et avril sont également très meurtriers. La mortalité minima coïncide avec la période juillet-août-septembre.

Ces remarques n'avaient pas échappé à M. Fortin, qui, au sujet de l'influence des saisons sur la mortalité générale à Evreux, écrivait ceci : « Le printemps est l'époque la plus funeste aux malades. C'est cependant un préjugé encore généralement répandu que c'est le temps le plus favorable à l'heureuse terminaison des maladies. Mais rien, en général, ne peut être établi à cet égard : la saison la plus saine dans un pays est la plus meurtrière dans un autre... Dans la ville d'Evreux, comme à Londres et à Paris, la plus grande mortalité aux mois d'avril, mars et mai tient surtout aux grandes variations de température qui ont lieu à cette époque. » Quelle que soit l'explication donnée, le fait signalé par M. Fortin est indiscutable; c'est bien au printemps (mars, avril et mai) que l'on meurt davantage. Le groupement, non plus par mois, mais par saison des décès constatés en moyenne chaque jour pendant les périodes de 1730 à 1759 d'après Grosseaume, de 1806 à 1823 d'après M. Fortin, et de 1881 à 1891 d'après nos relevés, le démontre nettement.

Moyenne des décès :

Période de 1730 à 1759 : printemps, 22.3 ; été, 18.3; automne, 18.9; hiver, 18.4.

Période de 1806 à 1823 : printemps, 13.5; été, 10.3; automne, 11.0; hiver, 13.3.

Période de 1881 à 1891 : printemps,

17.6 ; été, 13.6 ; automne, 14.6 ; hiver, 15.4.

On voit, d'après ces résultats, que le printemps, à l'une quelconque des trois périodes ci-dessus visées, est de toutes les saisons celle qui fournit relativement plus de décès. Après le printemps, c'est l'hiver qui est la saison la plus funeste en général ; l'été, par contre, se montre la plus clémente ; puis apparaît l'automne, saison plus meurtrière que l'été. C'est donc à tort que Grosseaume considérait l'hiver « comme la saison la moins funeste ».

Les chiffres cités plus haut ne concernent que la mortalité générale, commune à tous les âges ; les conclusions qui découlent de leur comparaison cessent d'être exactes si l'on n'envisage que les décès des âges extrêmes, la première enfance ou la vieillesse. En effet, la répartition par mois des décès dus aux enfants âgés de 0 à 1 an ou des individus de 60 ans et au-dessus permet de reconnaître qu'aux âges extrêmes les influences saisonnières se font sentir d'une façon différente.

Les 473 décès du premier âge constatés de 1881 à 1891 ont fourni la distribution mensuelle suivante : janvier, 41 ; février, 38 ; mars, 46 ; avril, 36 ; mai, 42 ; juin, 31 ; juillet, 38 ; août, 68 ; septembre, 45 ; octobre, 33 ; novembre, 31 ; décembre, 24. Les jeunes enfants succombent donc surtout en août, très peu relativement meurent en octobre, novembre, décembre.

Grosseaume avait déjà remarqué que, « chez les enfants (au-dessous de sept ans), l'hiver est la saison la moins pernicieuse, si l'on en excepte les hivers exceptionnellement rigoureux, comme celui de 1740 ; mais, de toutes les saisons, le printemps est plus funeste aux adultes, et l'automne aux enfants ».

Pour les vieillards, nous avons obtenu, après répartition des décès par mois, les chiffres ci-après : janvier, 231, février,

187; mars, 207; avril, 196; mai, 166; juin, 143; juillet, 120; août, 113; septembre, 140; octobre, 151; novembre, 159; décembre, 221.

Ces résultats statistiques confirment ce que l'on sait de l'influence pernicieuse du froid sur la santé des personnes âgées : les mois de janvier, décembre, février, mars et avril sont funestes aux vieillards; inversement, juillet, septembre et surtout le mois d'août leur sont très favorables.

Mortalité du premier âge. — La mortalité des enfants de 0 à 1 an ayant été l'objet de nombreux travaux, en particulier depuis l'application de la loi Rousselle, il semble indiqué de leur consacrer dans cette étude une courte mention spéciale. A Evreux, la proportion des décès du premier âge affecte un léger mouvement de décroissance : pour 100 naissances, on en comptait 15.8 de 1881 à 1885, 14.7 de 1886 à 1890, et seulement 14.4 en 1891. La proportion moyenne n'a pas dépassé 15.1 pendant toute la période 1881-1891, restant ainsi sensiblement inférieure à la mortalité infantile en France (16.70 p. 100 de 1881 à 1885).

Suivant la loi commune, ce sont, parmi les jeunes enfants, les filles qui paient le plus lourd tribut à la mort : la proportion des décès s'élève chez elles à 17.25 p. 100; chez les garçons cette proportion n'est pas supérieure à 13.09. Il y a donc à Evreux une différence de 4.16 entre la mortalité infantile des garçons et celle des filles; en France, cette différence, toujours à l'avantage des garçons, égale seulement 2.83 en moyenne pour 100 naissances.

L'influence du sexe, bien que nettement accusée, l'est moins cependant que celle de l'état civil. « A égalité de naissance, la mortalité des enfants naturels est à peu près le double de celle des enfants légitimes. » (Statistique générale de la

France, t. XV, p. 45.) A Evreux, l'influence de l'état civil des enfants sur leur mortalité se montre également des plus évidente, mais à un moindre degré que dans les départements : pour 100 naissances, la mortalité des enfants légitimes est de 14.06; celle des enfants naturels monte à 21.35.

Autrefois, la mortalité des enfants naturels âgés de 0 à 1 an était (41.3 p. 100) presque le double de ce qu'elle est actuellement. « 606 enfants naturels, dit M. Fortin, ont succombé avant l'âge d'un an. Or, nous avons vu que, dans le même espace de temps, il en était né 1,465 ; ainsi, près de la moitié périra en une année !... On ne peut donner d'une manière exacte et précise la proportion des survivants aux morts. Il est certain qu'à l'âge de la conscription (20 ans), à peine se trouve-t-il chaque année de deux à quatre individus mâles ayant échappé à la mort ; encore la plupart sont-ils faibles et languissants. »

Dans le courant de la première année, les décès (enfants naturels et enfants légitimes) se produisent comme il suit :

Garçons : sur 100 décès, on en constate 9.4 pendant la 1re semaine ; 8.2 pendant la 2e ; 10.5 de 15 jours à 1 mois ; 26.4 de 1 à 3 mois ; 27.1 de 3 à 6 mois, et 18.4 de 6 à 12 mois.

Filles : sur 100 décès, il s'en produit 6.3 pendant la 1re semaine ; 11.1 pendant la 2e ; 11.9 de 15 à 30 jours ; 21.4 de 1 à 3 mois ; 27.7 de 3 à 6 mois, et 21.4 de 6 à 12 mois.

Mortalité par âge et par sexe. — D'après les chiffres absolus des décès par âge et par sexe réunis en un tableau d'ensemble, il nous avait été possible de déterminer la part de chaque âge dans la mortalité, abstraction faite du nombre des vivants de chaque âge. Ce tableau malheureusement ne peut être reproduit en raison de ses dimensions. De son examen découlait une première conclusion : les femmes, règle générale, sont plus favorisées que les hommes (mortalité, 532.0 p. 1000) ; elles comptent moins de décès à tous âges réunis (468.9 p. 1000). Leur supériorité, cependant, est en défaut à deux périodes extrêmes de la vie : de 5 à 10 ans, et surtout après 70 ans. De 10 à 15 ans, le nombre des décès est égal dans les deux sexes ; c'est un fait exceptionnel, car pour la France entière (1885), de 10 à 15 et de 15 à 20 ans, les femmes produisent un plus fort coefficient de décès que les hommes.

C'est de 0 à 1 an que la mortalité par âge atteint son maximum : 105 décès sur 1000 ; à partir de cet âge, elle décroît pour tomber au minimum, 6.2 p. 1000, de 10 à 15 ans. Dans la période suivante, on observe trois fois plus de décès, et ceux-ci sont particulièrement nombreux chez les garçons. De 20 à 25 ans, nouvelle progression (41.3 p. 1000), avec prédominance toujours plus marquée dans le sexe masculin (28.5, au lieu de 12.8 p. 1000) que dans le sexe féminin. Il y a lieu de remarquer qu'il s'agit ici de chiffres absolus; c'est au grand nombre des individus de cet âge, en particulier à la garnison, qu'il faut attribuer les résultats qui viennent d'être mentionnés. De ce que le nombre des décès est considérable de 20 à 25 ans, il ne faut donc pas en déduire que c'est à cet âge que la mort frappe de préférence.

Ensuite, la mortalité va régulièrement en augmentant jusqu'à l'âge de 60 à 65 ans (88.5 p. 100), puis reste à peu près stationnaire, mais toujours supérieure à 80 p. 1000 jusqu'à 80 ans; alors le chiffre des décès diminue rapidement, et de plus en plus, pour devenir très faible (1.5 p. 1000) de 95 à 100 ans. A cet âge, bien entendu, les chances de mort ne se sont pas amoindries; mais le nombre des vieillards qui ont survécu a subi une telle diminution que, naturellement, les décès de cette catégorie sont en infime proportion.

Jusqu'à présent, il ne s'est agi que de la mortalité absolue aux différents âges. Pour obtenir une idée exacte de la mortalité inhérente à chaque âge de la vie, pendant la même période (1881-1891), les données précédentes sont insuffisantes; mais, rapprochées de celles fournies par les dénombrements de la population en 1881, 1886, 1891 et relatives au sexe et à l'âge, elles permettent de calculer la mortalité relative par âge. La formule $M = \frac{D}{P + \frac{1}{2} D}$, adoptée pour les calculs, est celle qui a été recommandée aux congrès de la statistique. Elle est couramment employée par M. Jacques Bertillon : « On rapporte ainsi les décès aux vivants, en augmentant le nombre des vivants de chaque âge de la moitié des décès du même âge. Le calcul a pour résultat de donner à la mortalité une expression légèrement plus faible que si l'on comparait le nombre des décès à l'effectif brut. »

Les chiffres ainsi obtenus pour Evreux figuraient, dans un tableau que nous avions d'abord dressé, à côté de ceux qui ont été publiés pour la France entière (période de 1881-1885) par le bureau de la statistique générale. Un fait capital ressortait de l'examen de ce tableau, c'était l'effrayante mortalité des enfants âgés de moins d'un an : sur 100 enfants de cet âge, 21.39, c'est-à-dire plus d'un cinquième, succombent. De semblables *chances* de mort ne se retrouvent plus avant l'âge de 85 ans. De 1 à 5 ans, la mortalité diminue progressivement, au point de ne pas dépasser 1.81 p. 100 pendant cette période de la vie; de 5 à 15 ans, la diminution du chiffre relatif des décès s'accentue et aboutit finalement au minimum de la mortalité (0.20 pour 100 vivants de 10 à 15 ans). A partir de l'âge de 15 ans, chez les garçons et chez les filles, la proportion des décès s'accroît sans cesse. La mortalité de 0.54 p. 100, de 15 à 20 ans, s'élève progressivement à 0.74 de 20 à 25 ans ; 0.77 de 25 à 30; 1.11 de 30 à 35; 1.27 de 35 à 40; 1.90 de 40 à 45; 2.07 de 45 à 50; 2.43 de 50 à 55. Dès lors, l'accroissement devient plus rapide : de 55 à 60 ans la mortalité atteint 3 p. 100 ; passé cet âge, elle s'élève à 4.91 de 60 à 65 ans ; 6.19 de 65 à 70; 7.99 de 70 à 75; 13.40 de 75 à 80; 15.40 de 80 à 85. Le maximum (27.95 de 85 à 90 ans et 35.50 de 90 à 95 ans) correspond à l'âge le plus avancé.

La mortalité comparée des deux sexes s'affirme, selon les âges, tantôt dans un sens, tantôt dans un autre. Jusqu'à l'âge de cinq ans, les garçons meurent davantage ; leur infériorité à l'égard des filles se manifeste surtout pendant la première année : sur 100 enfants vivants, il succombe alors 22 garçons et 16 filles. De 5 à 15 ans, celles-ci paient un plus lourd tribut à la mort ; l'inverse se produit, mais dans de faibles proportions, pour la période comprise de 15 à 20 ans. A 20 ans et jusqu'à 25, les femmes se montrent de nouveau temporairement moins résistantes que les hommes. A l'âge adulte, c'est l'homme qui succombe plus facilement que la femme ; la supériorité de cette dernière persiste dans la vieillesse et se maintient jusqu'à 90 ans. Après, l'homme paraît de nouveau offrir une plus grande résistance. La mortalité des femmes devenant encore une fois plus forte que celle des hommes.

Ces considérations relatives à la mortalité comparée des deux sexes aux divers âges ne diffèrent pas sensiblement de celles plus générales qui découlent des données statistiques fournies par l'ensemble des départements. Il existe néanmoins quelques dissemblances dans la marche de la mortalité à Evreux et dans le reste de la France. La courbe générale de la mortalité en France reste un peu supérieure dans son ensemble à celle qui est particulière à la ville d'Evreux. C'est particulièrement de 0 à 1 an et de 50 à 70 ans que l'écart entre ces deux courbes se montre plus accusé, mais jamais en faveur des habitants d'Evreux. Dans la première enfance (au-dessous d'un an), dans l'âge adulte et surtout la vieillesse, la mortalité absolue par âge l'emporte dans cette ville sur celle du reste du pays; l'inverse se produit, d'une façon très atténuée sans doute, à tous les âges intermédiaires de 1 à 25 ans.

Les fluctuations de la léthalité, on vient de le voir, sont directement sous la dépendance de l'âge, qui exerce sa toute-puissante action sur la production des décès aux âges extrêmes de la vie, la première enfance et la vieillesse. A l'âge adulte, l'état civil des individus possède sur leur mortalité une influence qui n'est plus discutée. Bertillon père a démontré que la mortalité des mariés est inférieure à celle des célibataires, et surtout bien moindre que celle des veufs. Les résultats constatés à Evreux ne font que confirmer en tous points la règle précitée : on peut estimer la proportion des décès dans cette ville, pour 100 individus du sexe masculin, à 2.30 chez les célibataires, 1.62 chez les mariés, et 5.21 chez les veufs ; pour 100 individus du sexe féminin, à 1.84 chez les célibataires, 1.17 chez les mariées, et 1.97 chez les veuves.

Il ne saurait être question dans ces évaluations des divorcés décédés, dont le nombre est encore très restreint.

Mortalité militaire. — La moyenne annuelle de la mortalité dans la garnison est égale à 5.00 pour 1,000 hommes d'effectif total ; le maximum, 11.27 p. 1,000, eut lieu en 1891 ; le minimum, 2.49 p. 1,000 en 1889. Pendant la période correspondante (1881-1889), la proportion des décès pour toute l'armée à l'intérieur fut plus forte, puisqu'elle s'est élevée à 7.13 p. 1,000 en moyenne.

5° Des causes de décès.

A partir du 1er janvier 1887, époque où furent établis pour la première fois les états de statistique mortuaire que la ville d'Evreux, à l'instar de beaucoup d'autres, adresse mensuellement au ministère de l'intérieur, jusqu'au 31 décembre 1891, il est fait mention sur ces bulletins de 2,196 décès, avec indication approximative de leur cause. En respectant l'ordre de la nomenclature adoptée, on peut classer les décès de la manière suivante au point de vue des affections qui les ont produits : 1° fièvre typhoïde, 55 décès, ou 25.04 pour 1,000 décès généraux ; 2° variole, 24 décès, ou 10.93 p. 1,000; 3° rougeole, 9 décès, ou 4.09 p. 1,000 ; 4° scarlatine, 4 décès, ou 1.82 p. 1,000 ; 5° coqueluche, 3 décès, ou 1.36 p. 1,000 ; 6° diphtérie, croup, angine couenneuse, 25 décès, ou 11.39 p. 1,000 ; 7° choléra asiatique, aucun décès; 8° phtisie pulmonaire, 116 décès, ou 52.82 p. 1,000; 9° autres tuberculoses, 35 décès, ou 15.94 p. 1,000; 10° tumeurs, 67 décès, ou 30.51 p. 1,000; 11° méningite simple, 26 décès, ou 11.84 p. 1,000; 12° congestion et hémorragie cérébrales, 187 décès, ou 85.15 p. 1,000; 13° paralysie sans cause indiquée, 41 décès, ou 18.67 p. 1,000; 14° ramollissement cérébral, 39 décès, ou 17.76 p. 1,000; 15° maladies organiques du cœur, 96 décès, ou 43.71 p. 1,000; 16° bronchite aiguë, 26 décès, ou 11.84 p. 1,000; 17° bronchite chronique, 118 décès, ou 53.74 p. 1,000; 18° pneumonie, broncho-pneumonie, 147 décès, ou 66.95 p. 1,000; 19° diarrhée, gastro-entérite, 111 décès, ou 50.54 p. 1,000; 20° fièvre et péritonite puerpérales, 4 décès, ou 1.82 p. 1,000; 21° autres affections puerpérales, 1 décès, ou 0.45 p. 1,000; 22° débilité congénitale et vices de conformation, 42 décès, ou 19.12 p. 1,000; 23° sénilité, 148 décès ou 67.12 p. 1,000; 24°

suicides, 23 décès, ou 10.47 p. 1,000; 25° autres morts violentes, 13 décès, ou 5.92 p. 1,000 ; 26° autres causes de mort, 798 décès, ou 363.4 p. 1,000 ; 27° causes restées inconnues, 12 décès, ou 5.46 p. 1000.

Rangées d'après le nombre décroissant des décès qui leur sont rapportés, les maladies se placent dans l'ordre suivant : 1° autres causes de mort ; 2° congestion et hémorragie cérébrales ; 3° sénilité ; 4° pneumonie et broncho-pneumonie ; 5° bronchite chronique ; 6° phtisie pulmonaire ; 7° diarrhée, gastro-entérite ; 8° maladies organiques du cœur ; 9° tumeurs; 10° fièvre typhoïde ; 11° bronchite aiguë ; 12° débilité congénitale, vices de conformation ; 13° paralysie ; 14° ramollissement cérébral ; 15° autres tuberculoses ; 16° méningite ; 17° diphtérie ; 18° variole ; 19° suicides ; 20° autres morts violentes ; 21° causes restées inconnues ; 22° rougeole ; 23° scarlatine ; 24° fièvre et péritonite puerpérales ;

25° coqueluche ; 26° autres affections puerpérales ; 27° choléra asiatique.

Pour retirer de la statistique précédente tout le parti désirable, beaucoup plus de précision serait nécessaire parfois dans le libellé des diagnostics. Jusqu'à présent certains médecins ont paru craindre de violer le secret professionnel en révélant à l'administration la cause des décès qu'ils constataient. Aussi, obéissant à des scrupules de ce genre, des praticiens très appréciés ont préféré s'en tenir provisoirement comme formule de déclaration à quelque chose de vague et de peu compromettant. C'est une des raisons principales pour lesquelles, sur les bulletins de la statistique municipale de la ville d'Evreux, on voit une si large place réservée aux décès rangés sous la rubrique « autres causes de mort ». Cette désignation comprend, comme nous l'avons indiqué, il y a quelques instants, plus d'un tiers des cas, exactement 363.4 p. 1,000.

Un tel exemple suffit pour montrer qu'une statistique semblable, à moins d'être beaucoup plus précise, ne peut fournir pour la solution des questions intéressant la pathologie, l'épidémiologie et l'hygiène locales que des renseignements d'une portée secondaire. On comprendra que, dans ces conditions, nous ne nous arrêtions pas davantage sur les données que l'on pourrait être tenté de tirer de la comparaison des chiffres cités. Dans un avenir très rapproché, lorsque, à l'exemple de ce qui se passe depuis longtemps à l'étranger, la déclaration obligatoire des cas de maladies transmissibles, inscrite dans la nouvelle loi sur l'exercice de la médecine et réglementée en ces derniers temps, sera entrée dans la pratique, la statistique obituaire, reposant cette fois sur une base plus solide, aura acquis une importance autrement considérable. Provisoirement, on la consultera surtout pour ne négliger aucune source de renseignements.

6° Excédent des décès sur les naissances.

La ville d'Evreux, comme il est facile de s'en assurer en se reportant aux considérations dans lesquelles on est entré précédemment au sujet de la nuptialité, de la natalité et de la mortalité, ne doit en aucune façon à un excédent des naissances sur les décès l'accroissement déjà indiqué de sa population. Ce sont, au contraire, d'une manière constante, les décès qui l'emportent, d'ailleurs dans une proportion considérable, sur les naissances. En moyenne, cet excédent est de 126.2 par an, le chiffre des décès atteignant 409.6, celui des naissances restant à 283.4. De 1881 à 1885, l'excédent annuel des décès ne dépassait pas 109; mais il s'est élevé à 148 de 1886 à 1890, pour descendre à 104 en 1891. Si l'immigration ne venait pas compenser tous les ans l'énorme déficit occasionné dans la population ébroïcienne par cet écart énorme qui existe entre la natalité et la mortalité, il est facile de prévoir qu'en un laps de temps certainement très court la ville d'Evreux perdrait une grande partie de son importance.

Tout semble, en effet, concourir à la diminution progressive du nombre de ses habitants. On n'a pas oublié, d'abord, le faible degré de nuptialité qui leur est propre : on compte seulement 43 mariés pour 1,000 mariables à Evreux, alors que dans l'ensemble de la France la proportion moyenne des mariés atteint 62 pour 1,000 mariables. Au commencement du siècle, on l'a vu, le nombre des mariages pour 100 habitants n'était pas inférieur à 7.7 (Fortin); actuellement, il n'est que de 5.7, tandis que dans la France entière il se trouve encore à 7.40 (1885).

Comme première conséquence de la diminution de la nuptialité, on a noté aussi l'excédent des mariages dissous sur les mariages conclus. Contrairement à la règle, les premiers l'emportent sur les seconds de près d'un tiers.

Une autre conséquence directe de la progression décroissante des mariages conclus, c'est la diminution considérable de la natalité. Celle-ci atteignait, il y a quatre-vingts ans, 3.16 p. 100 habitants, elle n'est plus aujourd'hui que de 1.69, la moyenne en France restant à 2.40. Pour 100 femmes nubiles, âgées de 15 à 45 ans, on trouve à Evreux 7.88 naissances seulement, au lieu de 12 à 13, comme dans le reste du pays. La natalité légitime se fait particulièrement remarquer par son chiffre réduit : 12.12 pour 100 femmes mariées âgées de 15 à 45 ans, tandis que la proportion de 19.4 représente la natalité légitime en France. La mortinatalité, d'autre part, fixée à 4.36 pour 100 conceptions dans toute la France, s'élève à Evreux à 5.03, d'après les résultats mentionnés plus haut.

Enfin, nous ne reviendrons sur ce qui

a été dit à propos de la mortalité que pour rappeler la fréquence relativement considérable des décès dans cette ville où leur proportion se montre sensiblement supérieure (24.33, au lieu de 22.18, pour 1,000 habitants), ainsi que nous l'avons établi, à celle qui est enregistrée dans l'ensemble de la population française, villes et campagnes réunies.

Ce sont là autant de constatations d'ordre différent, dont la gravité n'échappera à personne et qui rendront bien compte de l'excédent énorme des décès sur les naissances.

Les chiffres qui ont servi de base à tous les calculs, dont le résultat est consigné dans les pages précédentes, sont extraits des états annuels concernant le *mouvement de la population ;* leur authenticité, par conséquent, ne laisse aucun doute. Ils nous ont été communiqués, avec la plus grande libéralité, à la préfecture, au bureau des archives départementales. Etablis chaque année par commune et dressés en double, les états fixant le mouvement de la population dans chaque commune servent successivement à déterminer les variations de la population par arrondissement et par département, avant de venir grossir le dépôt déjà si important des archives départementales. Quant aux tableaux par département, qui résument ces états, ils sont à leur tour utilisés, ce que chacun sait, pour l'établissement de l'excellente *Statistique générale de la France*, publication faite tous les ans avec le plus grand soin par le ministère du commerce, et dans laquelle les chercheurs de l'avenir trouveront une mine extrêmement précieuse à explorer, riche en documents de toute nature et, de plus, parfaitement contrôlés.

TABLE DES MATIÈRES

Pages.

AVANT-PROPOS VII

1° *De la population.* — Résultats du dernier dénombrement; population totale, municipale, comptée à part; résidents présents, absents. Accroissements successifs depuis 1789. Répartition par sexe, âge, état-civil, profession, culte, lieu de naissance. Étrangers. Population décomptée par ménages . . 1

2° *De la nuptialité.* — Nombre total des mariages; moyennes annuelles. Nuptialité pour 1,000 habitants, pour 1,000 mariables. Les mariages de l'an XI à 1823. Mariages conclus et mariages dissous. Répartition par état-civil. Degré d'instruction des époux. Mariages consanguins. Contrats. Légitimations. — Les divorces 16

3° *De la natalité.* — De l'an XI à 1823. Période actuelle. Naissances légitimes et femmes mariées. Natalité illégitime. Fécondité des femmes de 15 à 45 ans.

Mort-nés. Mortinatalité par sexe et par état-civil.

Répartition des naissances par mois; naissances multiples. 28

Pages.

4° *De la mortalité.* — Décès au XVIIe siècle (Grosseaume), de 1806 à 1823 (Fortin) et de 1881 à 1891.
Mortalité comparée, Évreux, arrondissement d'Évreux, département de l'Eure, France entière. — Décès par mois, par saisons. — Mortalité chez les vieillards. Décès du premier âge; mortalité des enfants selon l'état civil et le sexe. — Chiffres absolus des décès par âge. — Pour 100 vivants de chaque âge, combien de décès? — Décès par état-civil. — Mortalité dans la garnison 42

5° *Des causes de décès.* — La statistique municipale. 67

6° *Excédent des décès* sur les naissances . . 72

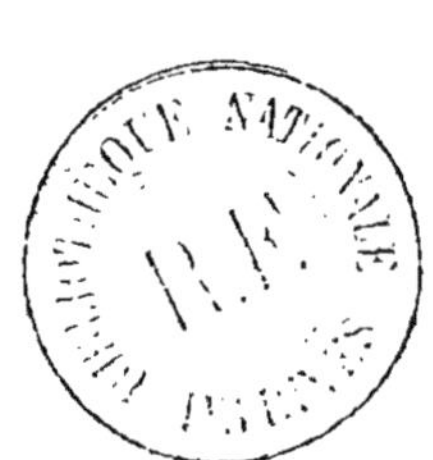

ÉVREUX. IMPRIMERIE DE CHARLES HÉRISSEY

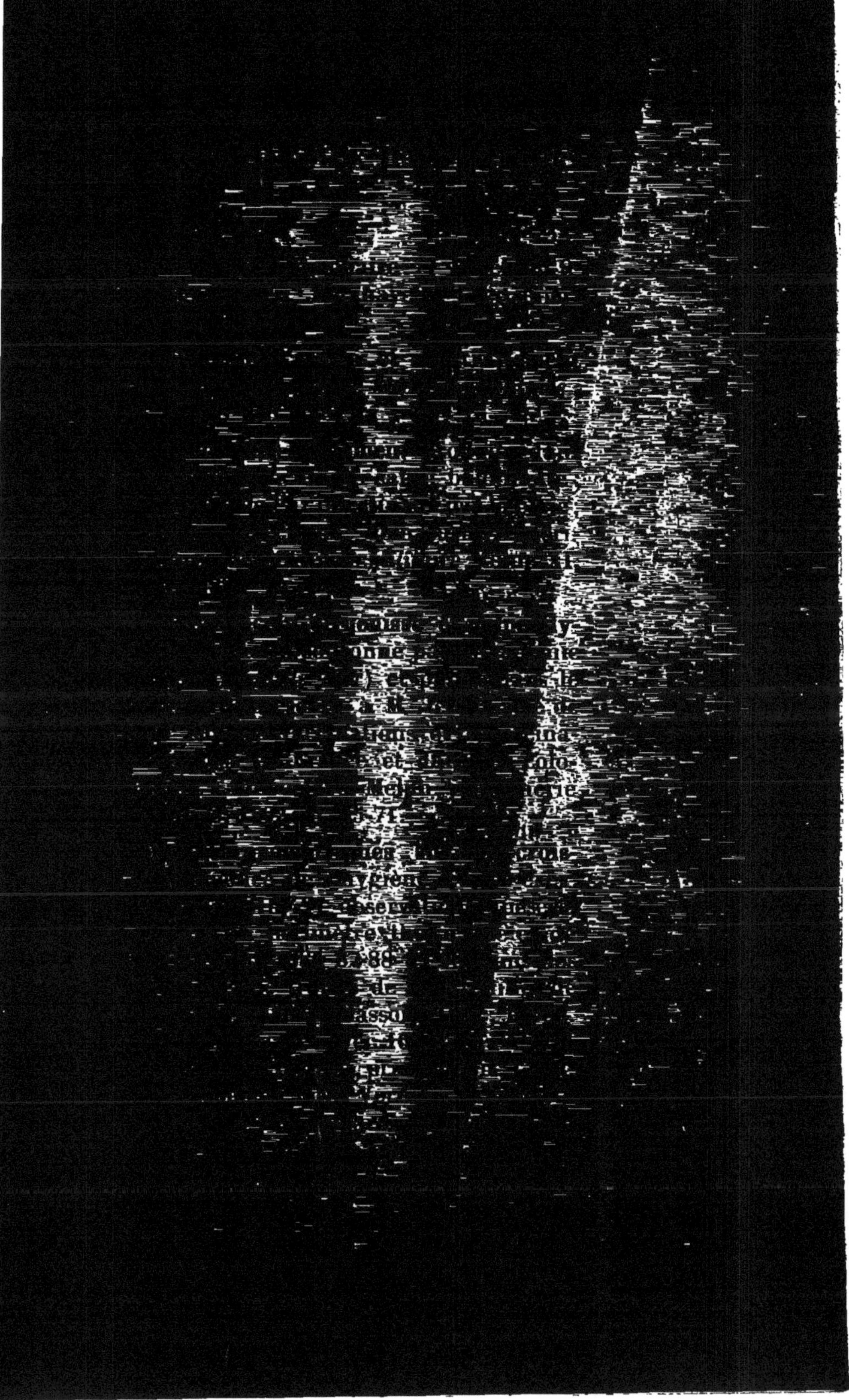

Des rapports de la taille avec le bien-être [illegible]
Etude faite dans l'arrondissement d'Évreux [illegible] couronnée par la Société d'anthropologie [illegible] Godard, 1891. Paris, J.-B. Baillière et [illegible] (broch. [illegible] pages, 8 tableaux) et *Annales d'hygiène publique*, 3e série, tome XXVII, p. [illegible] 344.

Topographie médicale d'Évreux. — Aperçu [illegible] ral du pays, historique, géologie, hydrographie, hygiène, nosographie et épidémiologie [illegible] Mémoire couronné par l'Académie de Médecine (*médaille d'or*) et publié dans les *Archives de Médecine militaires*, tome XXII, p. [illegible] 1893.

Les dernières épidémies de grippe à Évreux. [illegible]
Normandie médicale, 8e année, p. [illegible] Relation couronnée par l'Académie de Médecine (*rappel de médaille d'or*).

Le climat en Normandie. — (Onze années d'observations météorologiques recueillies à Évreux [illegible] *Normandie médicale*, 9e année, p. 275-312.

Les conscrits des cantons d'Évreux-Nord et d'Évreux-Sud considérés au point de vue anthropologique. — Communication à la *Société d'Anthropologie de Paris*, (séance du 6 juillet [illegible]

L'hygiène dans les petites villes. — Broch. [illegible] de 60 pages. J.-B. Baillière et fils, Paris, [illegible] et *Annales d'hygiène*, 3e série, tomes [illegible] XXX.

[illegible] IMPRIMERIE DE CHARLES [illegible]

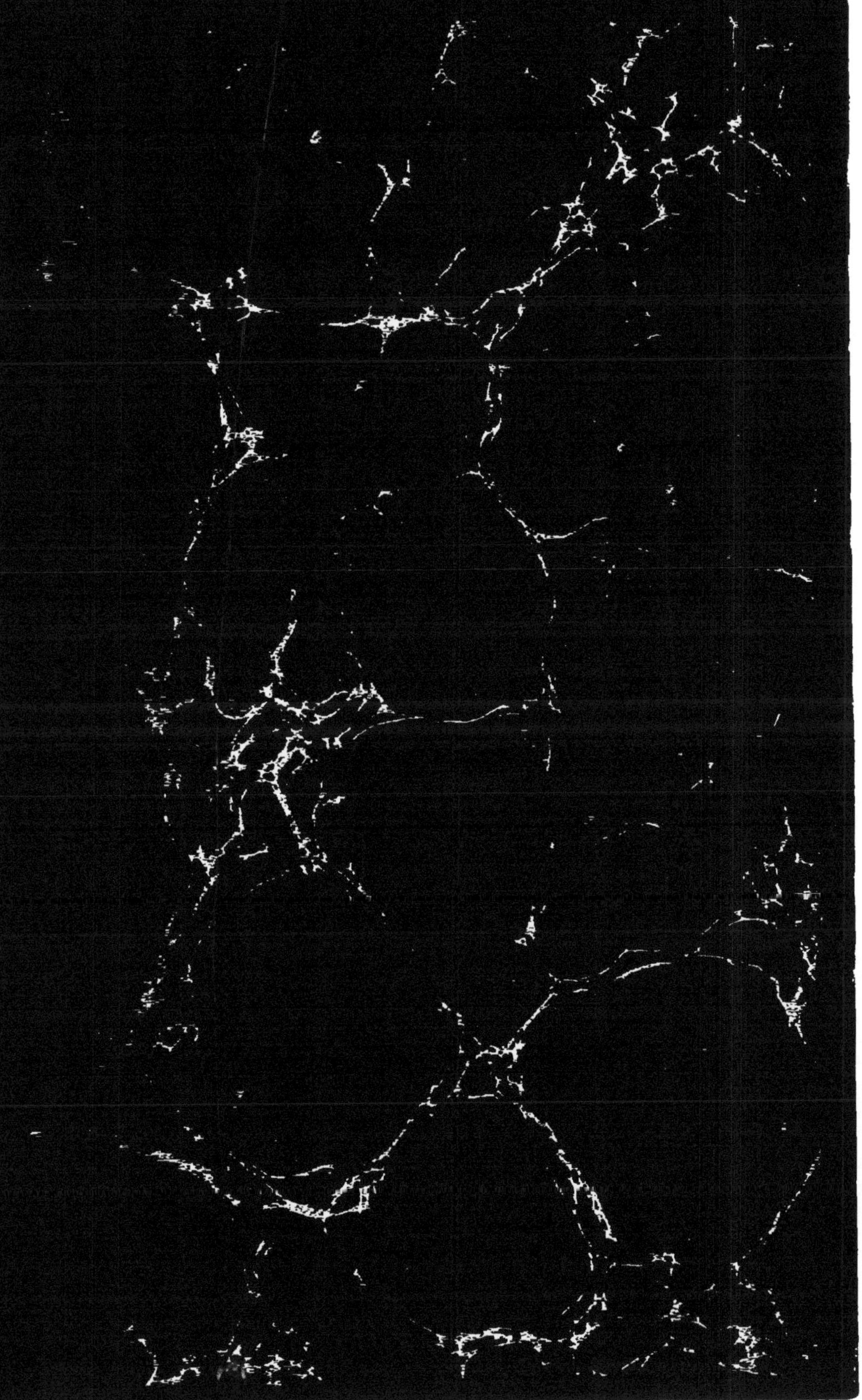

BIBLIOTHEQUE NATIONALE DE FRANCE
3 7531 03987329 5

www.ingramcontent.com/pod-product-compliance
Ingram Content Group UK Ltd.
Pitfield, Milton Keynes, MK11 3LW, UK
UKHW020326250726
13967UKWH00004B/1878